整体覚書　道理《どうり》

川崎智子

はじめに

道理は、すでに終わった指導者たちの形式を片付けることから始まる。

形式は終わった時から腐敗をし始める。腐食したところに愉気《ゆき》をおこなうと、指示する手順が新たに現れる。一つの手順を拾えば、その使い方から学び、実践することができる。

気の伝達は、累々《るいるい》、数千年のこされてきた。形式に埋もれ、砂の中に眠っているものもあるだろう。

私が受け取った形式は、生きている間に手渡すことがあるのだろうか……

対象を見つけて働く体は、生来、すでに働きかけを受けている状態に気づく体でもある。創発した人が、対象と作用を交換し、全体を感覚するに及ぶ。調律は、維持するためにあるのではない。調律運動は、あたかも風が起きるかのように、どこにいても、常にその存在を自覚し、疎通し、果てなく永久へ還す行為である。

道理では、人間活動を自然の働きにまかせる方法を説く。自然の摂理と共有できるところは、可能な限りそうする。人間の気を感覚から言語化し、「裡《うち》の自然観察」と「外界の自然現象」の一致を、道理の性質として書き記しておきたい。
時間は概念である。自然に時間は存在しない。日々繰り返す季節性の現象、生命活動の維持を、期限をもって見つめてゆこう。

二〇二四年　十月　露と霞の間の夜に

もくじ

道理の習性

人間が在ることで、環境はどのように変化するのだろうか。

訪問指導と並行して続けているさまざまな講座は、十八年前、自宅から外出できない方の外出先にと、市民センターの和室を借りたのが始まりだった。はじめは、ただ座って待っていた。そのうち、茶室を兼ねたその空間にいるのが心地よく、その方の外出が可能となった後も、この場を持ちたい、と思うようになった。

当時の私は、時間を毎日、切り裂くように消費しながら、生活と生き方の拮抗を自分に試すような、およそ優しさとは離れた働き方を体に要求していた。思えば、不自然な体のもちい方であった。

自分を忘れる運動――。この習性を道理として観察してみたい。

めいめいに巣をつくる人々

自宅に自分の落ち着く場所がない――、と悩む人が少なくない。家庭環境と人の習性は関係しているのだろうか。

家庭を訪問してみて感じるのは、人が空間に合わせようとして生活している点だ。家族の中に成長する人がいる場合、成長に合うように、空間の使い方も成長してゆくものだが、家庭の概念が変わらないと、そこは置き去りになり、家庭生活の脱皮は止まり、雑多で余剰あふれる空間が出現してしまう。整理できない、片付かない――。そんな理由で滞った家庭環境の不具合の影響は根深い。

いつも、電線にとまる鳥たちを思い出す。必ず一定の間隔をあけてとまっては、意思疎通している。パーソナルスペース――。その体感覚はどのようにできあがっているのか。関係性と空間の自由度を理解できれば、家に自分の居場所がないという訴えの元も見えてくるはずだ。

空間認識の違いを感情から探る

誰かをお茶に誘う。まったく初めての店に入れば、さまざまな体感がそこで起こる。他者の反応もどう変化するのか。自分の居場所のなさを埋めるかのように、家庭の外に心地よさを求めるとき、感情の発散はどのようなものになるのか。

カフェを持ちたい――、そんな希望を話す女性は多い。ほどほどに放っておいてくれて、ほどほどに親切で、清潔感もあり、ゆったり過ごせる場所。そこでの会話のほとんどは世間話と嫌悪についてで、飲食の間に愚痴の発散経路はどんどん変化する。

感情は、消化器官を主とする内臓の運動の発露である。感情発散のほね、感情蓄積のほね、その可動性――。生活する日々のストレスのほとんどを、女性たちは感情で処理している。その生活感覚は習慣化し、おのずと環境に影響を与えている。

人間を感情的なものとして観ることは簡単である。しかし、感情的な動きがどのようにして起こっているかを観察する人は少ない。人間の空間認識のおよぼす影響を、運動主体で捉えておこう。

気の働きは道理をどう動かすか

「気――」の規則性は、運動観察をどのようにおこなっているのかを解くことからみえてくる。

整体の言語はすべて抽象に置かれている。藝術はあくまで表現を入り口としている。表出した動きを抽象化せず、動作の蓄積量にただ目盛りをつけていく作業。パターン化もおこなわない。証《しょう》もとらない。

道理でお伝えすることは、暗黙知の実行だ。「無――」から観ていけば、いつかは必ず規則性に気づくはずだ。

想像力に嫌悪さえ持つ人もいるだろう。抽象への認識不足もあるだろう。しかし本質を見抜く勘の働きを身につけるには、関係性から出発した想像力が必要だ。実行性が実行になるまで、これまた十年、二十年という時間も必要だ。

言語化は複雑かもしれない。しかし想像力は単純なのだ。迷ったらいつでも、たった一人から始めてほしい。気働きは、必ず、身につけられる技術である。

「無――」から道理は動く。

想うことだけでは動かない

日々たくさんの相談を聞くうち、いくつかのパターンが存在することに気づいた。体の運動を制限していたり、規則性を自覚できなかったりと、不具合について自覚のない人が増えたと感じている。

十八年前、当初の目的は、体力発揮の行き場、元気の実行性、からだ全体で感覚を認識することによる大きな意識の変化――にあった。変わっていく体がとにかく愉しい。

快復し元気になっていく過程が愉しかった。

整体活動とは、常に注視し観察をつづけること。関係性から体を観ることの延長として、家庭生活にも踏み込むことになる。訪問指導、産前産後指導、子育て支援活動――。忙しくただ手を使っていくことの喜びがあった。家庭の相談の主たる問題――。その形跡にはたくさんの手がかりがあった。

家庭生活の成長を確認し、成長観察ができるところまで十年。一人の人の成長から、その家族の成長へ……。時間軸が加わったことで、問題はいろいろと展開を起こす。規則的だったタペストリーの模様も、時間を経て環境が変化することで、古く固くなっていく。当然だった十年、二十年間の日常の生き方も変わりつつある。

道理は、日常生活の無を見つけて、有の課題に気づくこと。例えば、躾《しつけ》は親が自身におこなうもの――、という一昔前の整体の常識。身近な母子の関係性の硬直を観察してきて、育児を人間の基礎として考えるには、無ばかりの領域だ。母親が言葉でなく伝えてきた、勘を素《もと》にした愛情はなくなりつつある。「勘――」はあまりに経済と遠く、直感知の有用性は見過ごされている。

整体の運動観察の勘働きは、けっして不思議ごとではない。経験値の集約した力だ。

勘を磨かねば、咄嗟《とっさ》は働かない。

現実を観ることは安定をつくる

「女性性——」の勘働きは生命の直観である。「女性性」としたのは、生命の一部である感覚なので、どんな人間にも存在する感受性の特徴としてお伝えしている。

指導者にとって操法の面白さは、その変化にある。女性の体を動かしているもの自体に、常に感動があるのだ。

男性の体を観ても、感動は起きない。悲しいかな、使ったら、使っただけのことが年輪のように刻まれる。間違ったら、間違ったままの状態だ。

しかし、生まれたときから完成に近い女性の体は、一生、変化しつづける。老化しても変化は続く。産みだす体の不思議である。生殖器の観察を進めると、その不思議にいつも出会う。変化し続けることが目的なのが、生命であって、現実なのだ。よって、女性たちが観ている現実的な世界には、あくまでも現実感がある。現実を精緻に見つめて、陶酔する力を女性は持っている。

「想うこと——」は、力が足りないことを示している。しかし、現実への対処は、想像を許すことがほとんどない。おこなった結果を即時に判断し、次の生命活動につなげている。

妄想の果て

何においても、「どうすればいいですか？」と質問以前の問いをなげかけられるようになった。

待ち合わせ一つにしても、会いたいから予定をくみ、日時を決め、実行する。自発的な人間は、つねに行き先を考え、動機ありきで行動する。しかし、この十年観察してきて、気質的に、受動的でないと運動が起こらない体の人が増えているようだ。

人間は、ボタンを押したら動くロボットではない。みずからが人間であることに気づくところから始めよう。

永年、何かを待ち続けて、終わる人生もあるだろう。それでも良いのだけれど、問題は、自発性のある人を阻害してしまうことにある。体運動の構造への働きかけとして操法で関係性づくりをおこなっても、行く先に必ず、不行動の痕跡が現れ、それを見つけて片付けるところから仕事が始まるようになってしまった。

この十年の上達の結果ともいうべきか、人を観るその奥先の、過去の記憶から、未来を観察するようになった。以前、妄想は運動発散の失調状態であり、運動をおこなえば元気へつながるものだと感じていたが、妄想の中で生活する状態が日常になっている人との噛み合わない対話に、「健康とは何か――」と遡っての言語化を試み、「未来を考えることが不可欠だ――」とつい真剣になってしまう。これでは、滑稽さが成り立たないではないか。

「道程」では思いやりへの憧憬《どうけい》を著した。現実を観察する「体理――」においては、どのような結果が起きたのか、繰り返し、見つけていく。「どうすればいいですか?」の問いに「どうして質問したのですか?」と返していく。鏡になって、寸分違わず、動作していく。成長期におこなうはずだった社会化――。それをあらためて、不行動となった人に合わせ、経験知を増やしていく。指導ではない。親切の連続だ。

体理とは何か

整体の穂先に体理は生まれた。それを説いた人は今はいないけれど、この先を確かにまっすぐ照らしている。

常に円環する生命活動の規則性――。それが体理である。四十年ほどの観察行為で現れて、元に還っていく運動は、つねに新しい。この規則性をいつでも思い出せる体を持つことだ。

そのために必要な力は、我を忘れる力である。要求、即行動。この経験が体を統一した力に返して、一挙手一投足、集中した気の体を創《つく》っている。集中にはさまざまな種類がある。集中しきった体は、気が抜けることがなくなってしまう。そのため、日常生活の動作からは、かなりゆっくりとした運動動作に見える。時間感覚もまったく変わってしまう。そんな状態で運動観察を続けていくと、行動原理がつかめてくる。どのようにして、この状態になるまでの現象が起きたのだろうか？

突き詰める探求ではなく、追いかける追求でもなく、ただじっと待ち続ける姿勢で、ある日ハッキリと全体像を顕《あら》わにする方法……。気が抜けることなく、数十年もその状態を続けていく持久力をもつ力は、どこからやってくるのだろう？

体理には、器の莫大さがいる。大きな大きな器を拡げて拡げて、拡散した気で、全てをくるんで、茫洋と佇む。包まれた側の気は遠く果てしない場所へやってきたように感じる。しかも、それが数日、長ければ一か月も続く。忘我は、完全な気の集中状態を現している。そこから観察しうる体の運動は、すべての運動は無に還る、静寂から始まっている——、という円環だ。

故郷を裡に

未知の場所へたどり着いてしまったら、そこは始まりの場所だった。誰かとともに歩んでいる感覚はあれど、自分はどこにいるのだろうか？

ヤマメ釣りに誘われて、渓流を登っていったときを思い出す。ヤマメの餌は川底の、石の裏にしがみつく虫たちだ。いつの間にやら、ヤマメより、ひっくり返しては虫を探す、そのほうが面白くなってしまった。夢中になって、ただただ石をひっくり返しては、見つけた喜びで全てのことを忘れてしまう。ふと、周りを見回すと、誰もいない。山奥、一人。源流へ向かっていたのか、帰り道もとうに忘れている……

無に還ることは、安らぎを得たことでもある。生命の働きは、喜びと安らぎの連続性で成り立っている。無から向かって、時間という空間との関係性を体の裡《うち》にたずねてみる。

誘われたことも、希望をもって出かけたことも、もうどうでもいい。ただ一つ、今ここで働いている私はどこからやってきたのか――、ここから、始めてみよう。それは、故郷の行方を知ることでもある。

ひたすら、たずねる

整体操法は、他動的に触れて、受け手にたずねる行為だ。挨拶を受け取る関係が成立すれば、操法は始まっている。手応えという言葉。感覚でつかんだ実感。おこない手は手応えの中に問いをもつ。

また、受け手の中にも問いはある。問われることを待っている。ひたすら、繰り返し自己に問う。その際、方法を問うのが整体である。

問いの効果は、時間と関係している。繰り返していくうちに、「問い――」という運動の変容が起きるのだ。

成長期、とりわけ四歳程度の発育の中でこの運動が始まり、一生つづいていく。問いへの反応を得ると、また問いが生まれ、その連続性がいろいろ派生した問いとつながり、系統だてが起きる。

「ただ今――」から生きている整体活動だからこそ、検索・選択の運動消費に体を使うばかりで問いをまったく消失している体も見受けられる。十年一昔というけれども、十年という時間は人間の体の使い方、認識の仕方を変えてしまうものだ。類々《るいるい》無思考の人に出会う機会が出現し、それまでに道具化した方法が通用しない……。さて、どうするか。

響かないし刺さることもない

体の働きは環境と連動して動いている。読む運動から反射で応え、消費運動と価値で体を測る行為。均一に量産されるおもちゃ。遊ぶ道具に遊ばれて、つねに刺激を欲求として探し続ける。創造性から離れ、不足不満でいっぱいになる体……

裡《うち》の働きは常に外へ外へと働きかけをおこなっている。本人が気づかなくとも、外へと要求は起きている。しかし、外部から受動的に反射だけを受け取っている体には、根幹の要求からのアクセス方法は絶たれたままだ。

要求の行先のはるか果てに現れるのが欲求である。

刺さる、響く――、という言葉を心に向けて使う人が増えた。言葉は発声によって、体の、届く場所がまったく変わってしまう。自分にかけられた声や何気なく読み込んだ文章から受け取ったセリフなどを、整理せず、混在するまま、不確かな音として発していると、話しかけられる言葉も音や音色と認識してやり過ごすこととなり、反応する言語だけを使い始める。そして、気のまったく通わぬ、こだまのような会話が成り立つこととなる。

声を出して誰かに働きかける言葉には、一つとして同じものは存在しない。息を一つ使った「行為」でもあって、単なる音ではないのだ。

音は響き、騒音は体に刺さるかもしれない。しかし、人間同士の対話は、相手の心まで刺して、響かせることはできない。

自分の言葉は、一つだけ

また動詞に帰る。私が挨拶したとしても、その行為は、刺した覚えもなければ響かせた覚えもない。「被害者意識を育て自立を奪う言葉――」から離れよう。「自分の声――」を言葉に変えていこう。

たった一つだけなのだ。私は事実現実、生きてここにいる。たった一つの言葉で、一生いきていける。生まれてすぐは、叫びの連続に気づいてもらう以外になかったはずだ。そこに戻れば良い。関係性に助けられた体は、だんだんそのことに気づいていく。

気の通る言葉のみを一心に聞く。一心に聞く行為の運動が、伝える側の言葉の発生に刺激を与える。踊る阿呆に観る阿呆だ。同じ阿呆が概念を消し、動作のみの喜びと我を忘れる空白を頭につくり、生命の叫びとしての要求とつながっていく。

伝えたい気持ちを言葉で柔らかくくるむ。くるまれた言葉に気を通していく。通した言葉を手渡すのでもなく、押しつけるのでもなく、受け取りやすさや時期をみて、ただ置いておくのだ。見つけられることもないかもしれない。しかし、気の通った言葉は、時を経てもまったく損失なく、受け取る姿勢をもつ者に、しっかりそのまま届くはずだ。

経過という、時の流れ

「月日——」と簡単にいうけれども、刻々変化し続けている体感に気づきつつ在る状態は、見過ごされていることのほうが多い。経過する、経過した、経過しつつ在る……。それぞれに起きている現象を意識的に受け取る。経験はなかったことにはならない。経験しつつ在る中で、生命活動は目的をハッキリ持っている。

あるとき、風邪の経過を「対処法を使った結果」と「経過のみ観察して過ごした結果」

と、二つならべて、置いてみた。その結果わかったことは、快復までの道は違っても、どちらも同じ日数で平凡へ移ったことだ。認識しておこなう行為も認識せず方法に頼った行為も、運動量こそ違えど、確実に、方法に頼らずとも快復しているものなのだ。

三十年いきた、二十年いきた、十年いきた、一年、生ききった――。すべて経過だ。何度思い起こしてみても、その都度これに気づいていることは大きい。一歳が二歳になることは、二倍生ききって、二歳児になることなのだ。この話をするといつも感動してしまう。

この現象を簡単に、「年をとった――」と、さも過ちのように卑下する愚かさはどこからくるのか。八十年いききった人に八十一年目はやってきてしまう――、否が応でも。その力がなかったことには、ならない。生きている力の方向に、もっと莫大で柔和な何かがある――、と感じている。

言葉は実体を持つ

経年で見えてくるその人自身の言葉の深さは、何気ない対話で発揮される。繰り返し、繰り返し重ねられてきたやりとりや、独《ひと》り内へと向かう自己対話の莫大な時間。意識せずに、体が素直に発してきた言葉は、受け取り手の心へじかに届く。

感覚や感情も、深めていくごとに、時間的な空間をもつ。感覚で体を使ってきた人の言葉、感情で体を使ってきた人の言葉……、それぞれに濁りのない精度が生まれている。たった一言の重みを感じられる感受性、器としての体の大きさ……。その余韻や余白の大きさもまた、気の深さである。

深遠茫洋、捉えどころのない言葉の終わりを道理の道筋としたい。

お茶を濁すというけれど、濁りを残す言葉を使うのは、腰が座っていない証拠でもある。言い回しに苦労し、肝心の気が伝わらない。口上とはよくいったもので、気持ちはあっという間に横滑りしていく。自分の発する言葉に一言一言、責任を持つ。それは決して、気持ちを不自由に押し込めることではない。

いつか、わかるときが来る、は存在しない

「いつか――」と始められた、つぶやきにも似た相手への要求。期待という現実には、何も起き得ない従属への支持が無意識に体に蓄積している。気の運動で人間の働きを観察できるようになると、この従属の力への信仰は非常に強固であることがわかってく

る。目に見えない力ほど、緻密に動いているものだ。

道理には時間の流れを変える性質がある。気が集中しきった状態が日常になると、一つの運動動作も、じっくりゆっくり、おこなうようになる。

たくさんの欲求に囲まれているとき、自己の運動は分散してしまう。常に気忙しく、まとまりを持たない。期待に囲まれて育った子どもは、そのまま落ち着きなく育っていく。この繰り返しが雑多な生活空間をつくっている。

つまり、片付かない状態をつくり出すには、期待すればいい。期待をすればするほど、余剰な空間が現れる。そして、また現状維持のため、「いつか――」を指示していく。

忘れた我は、どこへいったのだろう？

ある時間軸の中、道理はきっちりと、夢中になった人を運んでいく。朝も時計を頼らずに目覚め、体の変化から、それこそ十五分ごとに習慣のズレに気づくだろう。脈をよみ、ひと呼吸の深さから、行動の速度も感じられてくる。

季節とは、内側から感じられるものだ。幾年も集中が続くことなど、誰も教えてくれなかった。気が抜けないのはなぜか――、と疑問に思うこともなかった。しかし、新雪の上の足跡のように、しっかりしっかり踏みしめた上に、結晶はふんわりとつもっていく。無音の静寂の中にいつの間にか、かき消され跡形もない大きな空間……。元にはない、しかし同じ感触をもった、何か新たな行き先の地図が現れる。

今は、過去からも呼ばれることはない。現実に生きている状態と気の働きの夢中が同時に起きている。

裡の自然観察

それは誰の意志か。性を遡り、根源にたどり着けばそこに丹田《たんでん》が広がる。生まれた性に実体があるにしても、その働きは成長の時期によって複雑に変化する。私は女性として生まれたが、女の意志が働く根源は、すべて卵子の働きによるところがあると感じていた。月の満ち欠けや女性性は、神秘ではなく、女性運動の自覚から意志を産みつける力にまで発展して、はじめて成立する。

「——卵の意見」と、悩める女性たちの説得を試みている。女性の健康は、生理による不安定に守られ、男性の精子運動とはまったく時間感覚が異なるところで息づく。成長がゆき届き成熟して、体内の両性の感性を受け入れ、事実として、体感として、納得できて初めてみられる現象を「大人の意見――」という。虚《きょ》を実感でき、きっかけが見つかる、他にない場所……。男でも女でも、丹田は、ある。

成人した後、丹田は大きな空間を求めて、裡《うち》の自然を乗り越え、外へ外へと広がっていく。生殖の仕事への分散、体運動の傾向への分散……。それらが平らになったとき、人間性としての気が現れてくる。

裡の自然は、動物である自分の果てに観えてくるもの……。性に動かされることなく、性を生命の働きの喜びとして、観ていこう。

喜びと安らぎ

生きている――、それが喜びの運動だ。安らぎを感じる――、それがなくなっていく運動だ。生きつつあり、なくなりつつある運動……。生命活動には、喜びと安らぎしか存在しない。

では、苦痛や不安はどこから来るのか。喜びを喜びとして受け取れず、安らぎを安らぎとして受け取れない体の「間の違い――」、その自覚から始まっている。痛みは生きている自覚であり、苦しみもまた生きている自覚である。

人間の活動は波でできている。低潮、高潮。苦痛は波の変調だ。快復までの波、破壊までの波、成長の波、未成長の波……。調律することで、虚《きょ》を奪って変調の兆しを経過観察し、変調の結果の緊張と凝固への流れの自覚を促して、ゆくえを待つ。行く先はつねに終焉である。喜びと安らぎの運動の波が、季節とともに日々平凡にくり返される。

不安や恐怖、苦痛への取り組みは、人間の一生を永く拘束してきた。物理的な苦痛の解除は人類全体が取り組んでいく課題でもある。不安や恐怖は、心の観察においても課題であり続ける。整体活動が心の健康への一助となれば――、と祈念している。

春夏秋冬から雨季乾季へ

年々、気温は上昇し、季節の変化も温帯から熱帯寄りへと移りつつある。それでも二十四節気の区切りは来るもので、その日を境に気圧や人々の行動変化が現れてくる。エアコンへの適応が進み、服装も通年、変わらないものになりつつある。

整体では、皮膚の動きは呼吸器の変化と観る。運動量が減り、呼吸器発散が少ない状態が続くと、皮膚が乾き、心も乾く。乾燥地域の感受性――。

急激な温度上昇と下降がくり返されると、低潮・高潮の波のサイクルは短くなる。上半身が乾き、下半身は停滞しがちで、ますます行動力が落ちてしまう。

湿度変化への微妙な感覚調整の働きは、主に表情のきめ細やかさに現れるものだが、観察をしていると、表情がこわばっていたり反応の遅い人が増えている。無表情とも違い、ただ動きがぎこちない。ビルやマンションなどで生活する人が増え、季節にあわせて体を動かし生計を立てて暮らす人が減り、人間性も変わった。

都市部の人間観察、地方での人間観察――。どちらも季節とともに変わりつつある感受性を日々、追いかけていく。環境は人の働きを変えていくが、変わっていく人間にその自覚は生まれるものだろうか。

規則性、合理的な行動様式へ

人間の体を「働き」とみて観察を進めていくと、季節性を失った体には、「旬」という現象も遅れた感受性として現れ、実際の季節より半年ちかく遅れている場合もある。真夏なのに、春すらやってきていない体もある。温度管理の徹底した場所で、パターン化した反応だけで過ごし、それが続けば、感情は失われ、感覚は鈍化していく。自立や自発性をみずからなくしていくと、適応はどうなるのか――。無思考な体が現れるのも、ふしぎではない。

情報につながっただけで充足し、充電してしまえば流されて生きていける。軽く、小さく、無表情でやり過ごし、無難を普通として生きていく。合理的な体はコピーがうまい。合理と機能を一体化し、技工への集中が起きやすい体は、歪みや突飛を許さず、規範と能力主義を選ぶ。能力への方向性は、反対の力としての、不確実性の美や創造性、本質的な構造には関心がない。そのため、寛容が起きにくい。

安定性をもとめて

気の運動は、安定に向かって進むと老化が早い。なぜかはわからない。完成度が上がると、形の維持のためにエネルギーを費やすからだろうか――。

代謝が速いので、量産されコピーされ飽きられていく。「飽きのこない」という表現は、まさに機能的な人々の言葉だ。

整体活動は藝術である。リスが栗を地面に蓄えるように、忘れ去られた時間の種を気ままに撒き散らして、その行為を喜んでいる。確実な芽生えはない。自然な偶然の芽生えをまっている。

不思議なことに本質的な現象は、女性運動の気まぐれさや、洗練された勘に似て、破壊された荒野でも芽を出す植物のように、凛《りん》として生まれてくる。安定性から遠いものなのに、その美は一生、活々《いきいき》として幼いままだ。成長しつづけて、安らぎを迎える。成熟を迎えた生き物たちの安らぎの時間は睡眠である。睡眠は本質を育てる。冬眠・夏眠状態の生物の美しさは、永遠を現している。

安定化を図った結果としての消費、生産、無思考、無知、速度感——。そこから現れてくる破壊的な暴力をも、すべて人間運動として観る。その気を観察している——、日々刻々と。

異常と正常のグラデーション

裡《うち》と外の自然観察を合わせてゆっくりおこなっていけば、体理は矛盾を受け入れて、そのような循環が起こっているのだと安心できる。自発性で動いている体は、環境においても調和へ調和へと向かおうとする。

矛盾は境界を示すだけであり、標識のようなものである。歩道と車道を敷いたら、運動の矛盾が現れてくる。体が環境の矛盾に耐えられず、病理を起こすこともある。

「正常——」とはなんだろうか。異常を異常と受け取れないほど鈍くなると、それが正常のように感じられる。感覚の鈍化した人と対話をすると、その働きが矛盾の適応だと気づく。

操法を始めた頃から波があり、鈍化した体の指導がつづく時期があった。そのときの私の体は、「過敏——」だったのだろう。過敏は鈍化を呼ぶ。鋭敏になると、普通の体の指導がつづいた。現在は、過敏現象を起こした異常を「正常」と捉える知覚鈍化の人が目立つ。オンとオフを繰り返すうちに逆転が起きている。私の体はどうかといえば、「普通——」である。

普通の人々

健康は環境から始まる。一八五九年初版の『看護覚え書』という本は、私が操法を始めた頃、その観察眼に整体と同じ基準を見出した唯一の本だ。整体が生まれた頃と道順している点も偶然とは思えない。

健康を観察する上では、光のさす角度が大きい。自然光の中で生命の働きは境界線をなくす。海底ふかくの生命でも、かすかに光を持つものがあるなら、光を届けるためだけに生命活動はあるのかもしれない。

普通とは何か――。簡単に伝えるなら、生活習慣が身についているか否か。異常の自覚がない人の観察では、連続性やリズムが不規則で、一定を保てない状態が会話の反応から認知できる。

「普通――」は、大河の流れのようなものだ。自己観察から普通が見えてきたら、正常に体が働いているという自覚を持とう。普通の生活を退屈と感じ始めたら、体力がある証拠だ。体力を新しい未知の習慣で柔軟にしよう。

時間感覚の適宜適当

揶揄《やゆ》されがちな一昔前の「田舎――」の概念。都市部の人間と地方の人間とでは、時間感覚や空間認識があまりにも違う。しかしこれは、間が違っていることに気づくだけでいい。

人がいない場所、まったく人気のないところに独りきりでいられるだろうか。また反対に、何万人もの波の中に、たった独りきりでいられるものだろうか。

一年という時間感覚で共有してきた行事や節句が失われつつある昨今、環境に反射的に対応できるかどうか――が、田舎も都会も関係ない感覚を生み出している。道理の体は遅速がない状態、すなわち無である。無の状態で田舎へ出かけ、都会へ出かける。速度のあるものに運ばれ、また自分で歩く。自歩と行動力はつねに一致している。流れの速い場所ではゆっくり動作する。流れの遅い場所では、それに合わせる。止まった場所には近づかず、呼ばれた場所へは即時に向かう。運動している間の体内の時間は刻々と空間を拡げていく。

環境の時間、社会での時間、共有を求められる時間、裡《うち》の働きの時間……。時間感覚は伸び縮みする。一瞬は永久であるかぎり、無ではない。無思考でいると、無になっていく。道理に従い、植物同様、変化を見せず、ただ老化していく。しかし、思考運動が働くと、時間の先を養う体が生まれてくる。未来がやってくる。時間感覚は向こうからやってくるもので、一切の過去がない。道理のまま過ごすのではなく、道理の上をのんびり、歩くのがいい。

経過が年輪となったら

屋久杉のように、年に数ミリしか成長が現れなくとも、その一滴一滴の雫《しずく》のゆくえは確実に変化している。時間の方向性を裡《うち》と外でつねに一致させて、鍾乳洞はポッカリと現れる。加算式の行く末より、未来はつねに莫大だ。雫たちは行き先をみている。虚を創発し、時間は空間になる。未来への予感は雫に映っている光だ。

骨の観察を進めると、年輪に出会う。年輪の経過は裡の自然の安らぎや、外の空間の静寂と仲が良い。経過が年輪になったら、はじめて過去とつながる。過去は痕跡でしかなく、道理はいない。

記憶を糧《かて》に現在を生きている人もいる。過去を、現実を映す鏡として生活している。過去とともに過ごす時間は、常に視点が一定し、変化しない。常に変化を求めない体があるということだ。

成人した大人にとって、過去はつねに美化されて存在する。とくに、感受性豊かな二十歳ごろまでの鮮烈な記憶は、経過すればするほど大切に保管されてしまう。

年輪は空洞化を起こす。経過が年輪になったら、過去から離れる時間をつくろう。現実は過去よりも愉しい。そのためにも「心の健康」を見つめ直そう。

波の観察

一年の季節の変化をそのまま体の裡《うち》に感じ、つねに今日より先を観る。春分秋分は彼岸とともに、夏至冬至はその日から、ハッキリ体感が変わる。大暑大寒も、体はつぎの季節の訪れを予感している。

例年、大暑日には秋が向こうから現れた――、と直感する。鏡開きは初春の芽生えを感じる。たとえ日本の気候が変化しても、その日はつねに変わらない。

体の中の季節は、つぎの波の予測を一年単位で記憶している。始まる準備も、終わる準備も、そこには一年の流れがある。

指導の働きは、裡の自然の準備をとらえて、少なくとも二か月、長ければ六か月先の波を観ている。家族単位の指導となると、それぞれの波の波及は数年単位となる。波が重なり波及して連鎖が起こっている。この連鎖が、関係性と動感に効果を発揮する。気の波は、波紋と波及の重なりでできている。

異年代、同年代は時間をつくる

違和感なく気が通じる年代があって、はじめは不思議であった。しかし、波及を感じて納得できた。同年代だから合うもの、異年代でも共感するもの——、どちらも重要だ。『スタンド・バイ・ミー』の映画のようにシンパシーで力が出ることもあるし、師弟愛で関係性が連綿と強固に残っていくものもある。また、数百年前の人の言葉にふと、潜在体力が動かされることもあるだろう。

心に経年はないが、経験によってできた適応能力の柔軟さ——、これは人間の活動を拡大させる。気の相性は体の運動傾向に由来し、性別、年齢、国籍、環境の外にある。気の波はくり返し生まれ、はじめに還っては、快適を志向する。整体の体感基準は、快・不快。関係性を観察して、自分の運動傾向と道順する人々に出会っていこう。そのためには、働いている運動の美を学ぶこと——。動きの美は時の外にある。心が健康な状態で機嫌よく過ごしていれば、おのずと「生き方の美しさ」に触れることとなる。

面白くする運動も本気の手前

ここまで、繰り返し繰り返し、表現は違えど、伝えたいことは変わらない。ことわりには、感情のゆらぎや感覚の速度感は必要とせず、ただただ、過ぎてゆく時間の中に無を感じ、寂を受け取る。裡《うち》の自然はリズムを保つ以外に方法はない。繰り返しているうちにできあがってしまった体は、重なる季節に面白さを見つけ、他者と共有するだけで快適だ。創造性も破壊性もなく、日常を普通の人として生きていく。単純なことほど普通を要求される出来事はない。

大人となって普通の面白さを感じられたら、生きていること自体が普通でない――と、あらためて実感できるだろう。面白いと感じられるまでの、試行錯誤や創意工夫――。本気になるほど面白さの熟成は進む。世間と人間の往来に退屈したら、独り、起こす動作への面白さを追求していこう。退屈な人ほど、つまらない言葉を使う。つまらなさの発見は面白さへの入り口なのだ。

勘ばたらきの仕組み

飛躍した動き、簡略化が起きる仕組み――。直観は、考える運動ではなく、要求即行動のくり返しの運動で精度が上がり、身についた感覚である。感覚の精度化は、感覚器が言語化作業から離れているため伝えることが困難だ。言語を通さずに感覚で培った、勘による判断力は、無思考な人や思考運動で働く人に、不快を生む場合もある。なぜなら合理や機能は不明を許さないからだ。わかりたい欲求が人間にはある。

しかし、わからないがゆえに行動できる体も存在する。とくに生命活動は、まったくわからない。自分という人間の自覚自体、本人にはわからない。このわからなさに関心なく生きていられれば、勘は素直に進んでいく。感覚をそのままの形で認知し、そのままの状態を快として過ごしていく。猫やフクロウは、獲物の動くその先に気を集めて、愉しむ。その瞬間は無である。生命の相互運動が一致した状態で、気の交換作用が起きている。

私には動感の行方はわからない。ただ感動した経験で生き方を決めてきた。しかしそのことで後悔がないのは、勘によるものだからだ。感情で行動することも、整体は受け入れる。感情で働いてしまう運動傾向の人も生きているからだ。みな、わからず生きている。生きている人に通用するのは生きた言葉のみ――。それは、生命の尊厳である。

使う道具が違うだけ

私が「道具――」という言葉で伝えてきたものは「道を具体化・事象化した方法」である。

感覚そのままの言葉も、精度を深めて使えるようになれば、たった一言発しただけで、受け取った人を感動させる。感情そのままの言葉も、精度を高めて使えるようになれば、情動のバランスを鍛えた人なら独り言するだけでも、受け取った人を号泣させてしまう。

感覚・感情・直観的な言葉は、言葉を超えている。なぜなら、言葉以前に気が働いているからだ。何気ない一言に救われたのは、発した人の気の働きによるもので、人格も背景も関係がない。その不思議――。そして、心が健康に向かっていれば、使う言葉も普通になる。気の通った言葉を理解できれば、気を通さずに伝えることも可能となる。

気の通った言葉は、無思考で、言語領域に直接はたらきかけてくる。それは振動を起こすような働きかけで、私の感覚からすると音叉《おんさ》を響かせるような伝え方だ。背骨に発すると思考が止まる。気の言葉の対話ができる相手との時間の共有――。それこそが未知の気の発見の機会となる。

不意につかって、不意をつかれる

不意につかっていると、つかれるのが言葉なのだ。みな、言葉という「道具」を身につけているのに、使い方は使って学ぶ以外に方法がなく、言葉と意志の間で右往左往してしまう。しかし、気が通った言葉かどうかの勘を培えば、どんな発語もひとしく聞きわけが可能となる。

日本独特の「謙遜」で言葉を使う人が増えたのは、それが簡便なためだ。「糟糠《そうこう》の妻――」も「粗茶――」も、それ以上わるく扱われないためのストッパーの役割を持っている。

二、三十代の相談では、傷つかないように発語を選んだ結果、自分の言葉の力のなさに、かえって傷だらけになり、情報の言葉と他者の言葉だけで生きようと努めている人が少なくない。やはり無思考な言葉はただの言葉でしかない。

想像や理屈の言葉に気は通らない。なぜなら、現実を伝える力がないからだ。

感情から出た言葉は現実である。元が体感発露の発散運動だけに、人は不意をつかれるのだ。

咄嗟と優しさ

思いやり――は年輪とともに、環境への働きかけを波として広げる。古代の「徳――」のような強固な型より、現代は、人間の柔軟さが複雑なので、微塵に砕いた「謙虚――」がちょうどよい。

動作観察から行動の不自然に気づいたら、咄嗟《とっさ》を使おう。謙虚な姿勢から咄嗟に出た言葉や行動には判断力がある。感情的な言葉も、リズムを変え、流れを止めれば、互いに傷つく余地がない。

どんなに優しい言葉づかいでも、芯に不快を感じれば、人はいうことを聞くものではない。それより、咄嗟にリズムで応えて、勇気が出るほうを、体は喜ぶ。リズムは、体力だ。動かされるのではなく、咄嗟に体が動いてしまう。潜在体力が大きければ大きいほど、咄嗟の行動は環境に大きく影響を与える。

道程はようやく、明るい扉を少しずつ開いていくようで、戸惑うことも多いだろう。

ユーモアの基礎が絶望でできていたり、慈愛に満ちた微笑が、苦痛や悲しみの果て……だったりする。だからこそ、人間という「環境――」を、莫大な自然現象の器とみて、おおらかに、希望をもって観察していきたい。

動感には、応えが待っている

いまや人間関係は条件と選択、個人の利害損得とともにあって、関係性も実《じつ》を出発としたそのままの現象が起きている。気働きを感じて動く間柄など想像もできないかもしれない。しかし勘を磨けば、咄嗟《とっさ》に動いた感覚に、確信と納得が同時に起きる。これは必然の流れで、疑う余地がない。

動感を養うには、頭や腕に意識を集めず過ごす時間をつくることだ。「足の向くまま──」という言葉どおり、足先の方向へ一歩一歩すすむ。足にたずねて目的地をつくるのも良い。

操法を受けて間もない頃──、帰途、眠気に襲われた頭と脱力した上半身を、さっさと足が連れて帰ってくれて驚愕したのを覚えている。たとえば、泥酔して記憶がなくとも気づくと帰宅できているのは、いったい誰の行動力であろうか。

腰髄反射の判断力は咄嗟の生命力だ。人と人は、頭なしに、腕なしに、関係性を創《つく》ることがあるのだ。そのためにも、本腰を入れて、歩もう。

関係性はどこまでも

「縁――」という言葉を使って、人間同士は働きかけを相互におこない、力を交換しあう。木々の枝葉のように、根を伸ばしていくように……。動く方向を感じ、感覚に従って歩んできた。

歩んだ結果、発見したさまざまな出来事。関係性は一人でも二人でもない状態――。断つこともなく、欲求にまかせるのでもない。無為自然に経過していく季節の気に運ばれ、年輪とともに循環をくり返し、関係性は層をなす。動感はそっくり、その変化ごとに、動く方向から動かされる方向に移る。嬉々として、自発的に動かされている。季節の気の運動は果てがなく、動かされている間の安らぎは心地よい。

「縁――」も同様、奇遇と不思議で導くのではなく、必然に導かれて歩む。実感のある関係性も縁も、深さを持ってはいない。動かされてはじめて気づく。たどり着く岸などなくても、人間ひとりひとりの裡《うち》の自然に身を委ねている。そうして過ごして、新たな人に出会う。委ねた結果の、出会った人の、新しい問い。

体感としての幸福とは、どこからくるのか？　幸福という自然現象――。

記憶の呼び起こしの出処

幸福は体のどこからやってくるのか——。問いはいつも新しい。幸福を実感すること
なら、日々おこなっているのではないか、それを常としているのではないか——。当然
のように感じていたが、そう応えると、相手は不思議そうな面持ちでこちらを見ている。
「縁——」という関係性は記憶の呼び起こしでできている。記録の再生というよりは、
関連のある出来事をポツポツと浮き上がらせ、現実対象へ、過去が存在したのか——と
確認をとる。出処は刺激で、体が「快」と感じる反射でできている。一人一人のつぶさ
な快感の記憶は、健康的なものなら自家用薬となり、微量な運動を起こしている。刺激
は少なければ少ないほど、健康であり、美でもある。

幸福感覚はゆえに、現実的に成長する作用である。素直な体がなぜ必須であるのか
——。忘れることが簡単に起きれば、呼び起こしの運動は簡略化が進み、勘や直観です
む。思考運動を働かさない運動抑止の効果があるのだ。

「縁——」とは、深い層となった忘却の記憶である。きれいに忘れている体は、調和
と幸福感覚に助けられている。美しく愉しいことは日々サッパリ忘れていこう。幸福感

している。

を感じたら、丈夫になった証《あか》しでもある。美しい動きの微笑をもつ人間は、幸福を発散

視覚に騙されないように

約束は果たされて、道はたしかに人間の中に存在する。楔《くさび》を打たれたような、強固な入れ物の体に、霞のように浮かんではただじっと立っている。道理は寸分違わぬように、そこへ立つこと。的確に、座ること。

人間の自覚は、新しい人間へ新しい道理を手渡す方法を残すことだ。「これからのかもだ――」をもつ人とともに歩いていると、考える前に目の前にさまざまな問いが現れる。

道理をもつ人は、立場に立ち続けること、不動であること、これを続けること――。すると、正座した立場へ、気の集中が現れて、自然に物理が動いていくだろう。見ようとしないでも、眼に映るさまざまな運動は、気の働きではかえって理解を遠くする。瞑目して、ただ座り、立場をつくる。人はどうして人となり、そこに居るのだろうか。

「無礼――」という破壊運動に、気をもって接していくと、それぞれの運動の形式を

学ぶことができる。調和に向かった運動を観察していると、道理は自然に整然とした働きを示して、ただ心地よい。創造する運動は、破壊運動と調和運動の橋渡しをしている。子どもたちのものをつくる力、それを破壊する力——、そのエネルギーの方向が人間の成長を手助けしている。調和が生まれるには、この自然な破壊と創造の力を平気に観察する眼を養わねばならない。点と調律——、そして側《そく》がすべて調和に向かって流れている。せき止め、枝分かれ、途絶え、分裂した奥の、停滞した気の凝固……。破壊を起こす前の硬結《こうけつ》に声をかけていく。

はて、気とは一体全体

わからなさをそっと、見守る。社会活動はなぜ藝術性をそのまま認知しないのだろうか。自然保護すべき対象なのだろうか。標本になった蝶に痕跡は残っていても、鳥たちを惑わす優雅な光の舞《まい》は見当たらない。生命活動の美は深淵で、言語化を確実に否定する。人間の欲求は終わりがない。分析して標本化しても解消はされないだろう。本質は、構造を理解させてくれても、美に気づく感覚までは教えてくれない。審美眼は直観によって養われるが、その眼には瞳がなくてはならない。すなわち素直さである。

もぎ取られるような感覚で、気から「自分」というものを剥がしてみる。累々《るいるい》説明を求められて、「――不明」と応えることに飽きてしまった。

道から首を離せば、残るものは「辶《しんにょう》――」すなわち、従い、立ち止まった足のみだ。足はしっかり地面を踏みしめ、足指たちは指示を待っていた。私というカシラは不在のまま、地面の流れに沿って歩む。

足裏から大地の気を吸い込めば、肚《はら》が声を出した。肚とは気の海である。整体の「気――」のみから剝がされて、大地の気と大空に還る入道雲への希求は打ち震えている。肚と勘と腰髄《ようずい》のみでやってみよう。無言に還れば円環はまた、大きな地脈と縁を創《つく》る。それは、脈々とつづく実《じつ》の気である。

円環の後、実の気の実践を最後にお伝えできるだろう。

次の「道訓」では、これまでの針小棒大、顕微と望遠、茫洋な大鵬《たいほう》の気から、一足飛び、人間の裡《うち》の気を説くとしよう。

●図録一

㈠　**道理の時間方向**

季節を基準とする。

○裡の自然

・自発性。自然環境への適応能力、潜在体力を養う。

・感覚、感情、直観、思考の運動が正常に働いている状態。

・普通を平凡に過ごしている生活。生活習慣を保っている状態。

○外の自然

・環境の変化は一年の経過観察。気候、空間、時間。

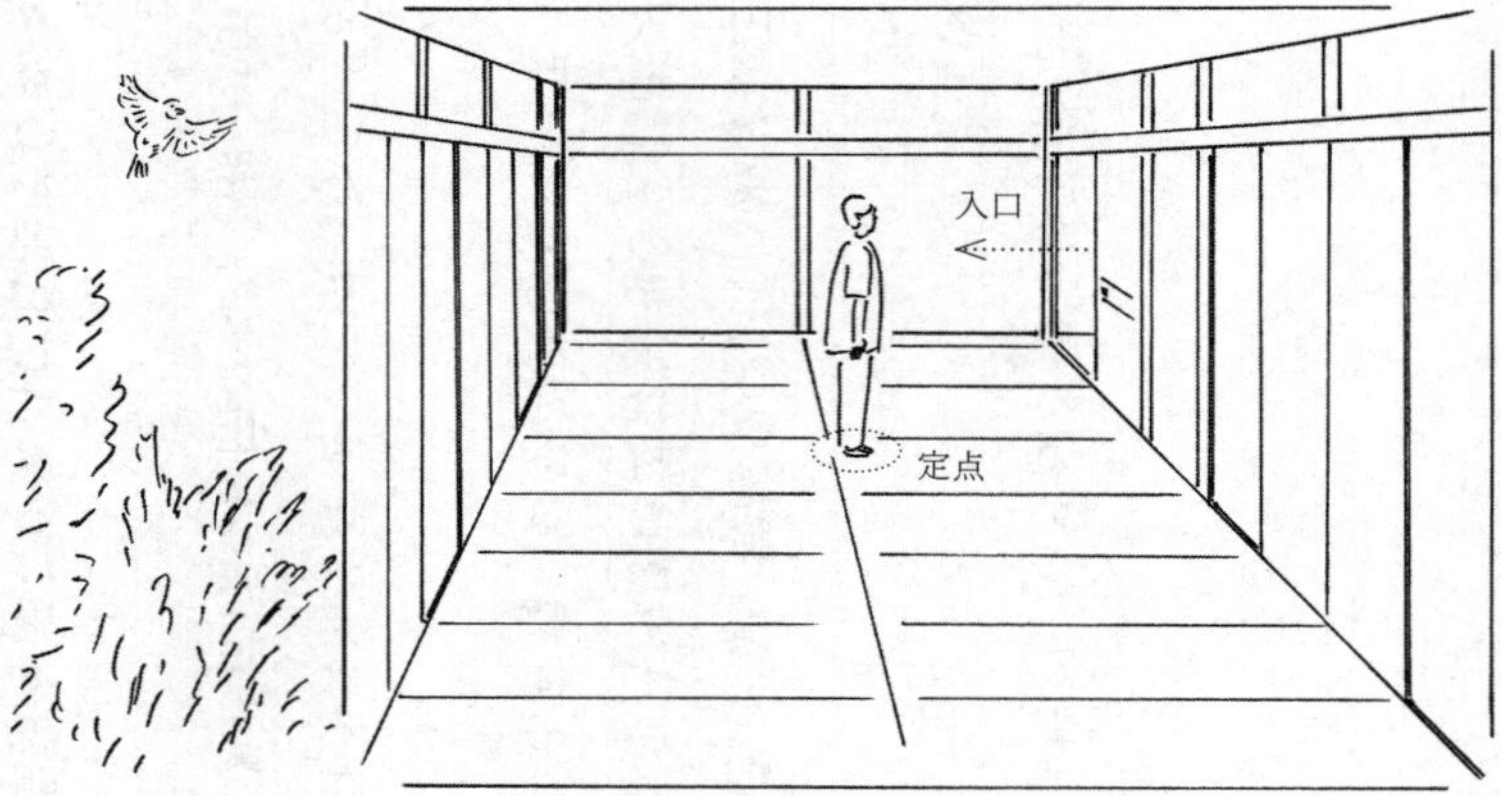

㈡　道理の時間感覚

行動を基準とする。

○生理的欲求の観察

・生活習慣のリズムから、欲求への即時的対応。

・欲求の大きさを変える。解消運動を創意工夫。

・時間の短縮と精度化。感覚、感情の安定化。

○行動原理の観察

・欲求の方向から、体力の方向を行動で認知確認。

・欲求の統合。要求への道筋の観察。

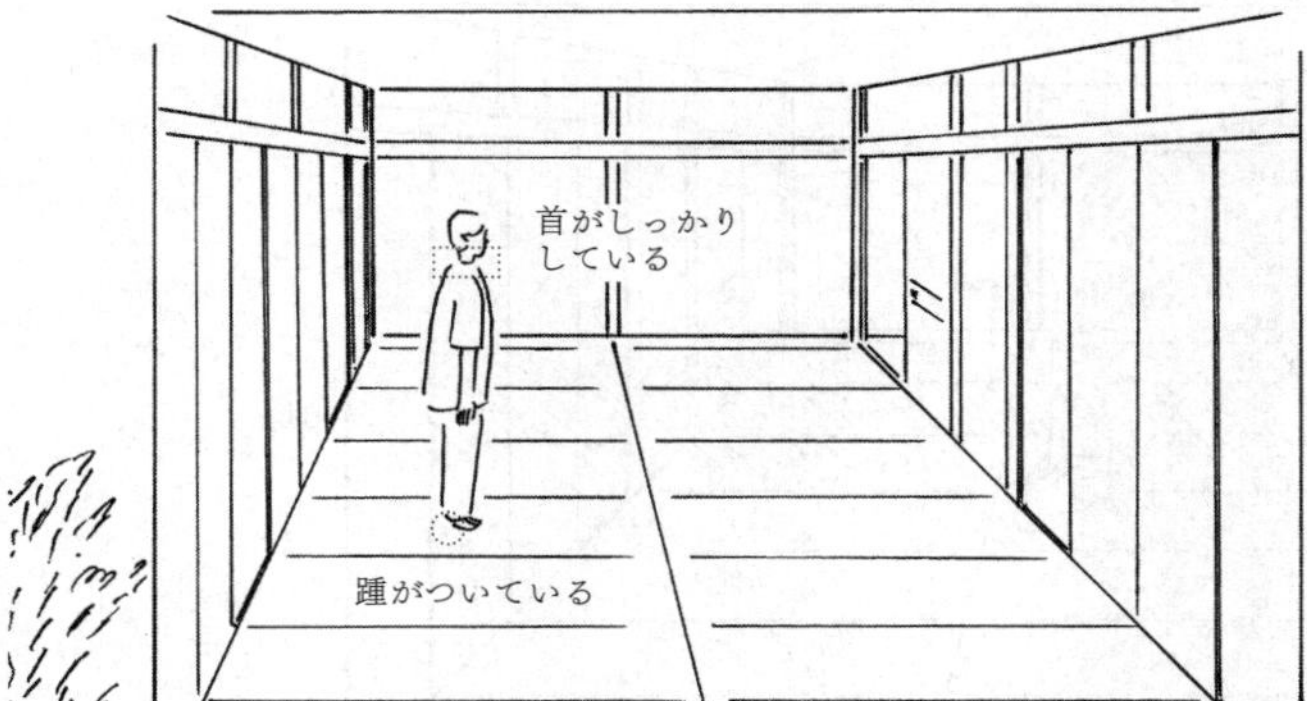

・要求の発見によって、道筋を開く。
未来の創造。

㈢ **道理の習性**

経験を基準とする。

○感情の構造の運動観察
・成長過程の規則性の変化。
・成人までの消化吸収運動の成熟度。
・中年期以降安定。（成熟から二十年程度）

○感覚の構造の経過観察
・神経疲労、快復による精度維持。
・神経運動は十年単位で変化。

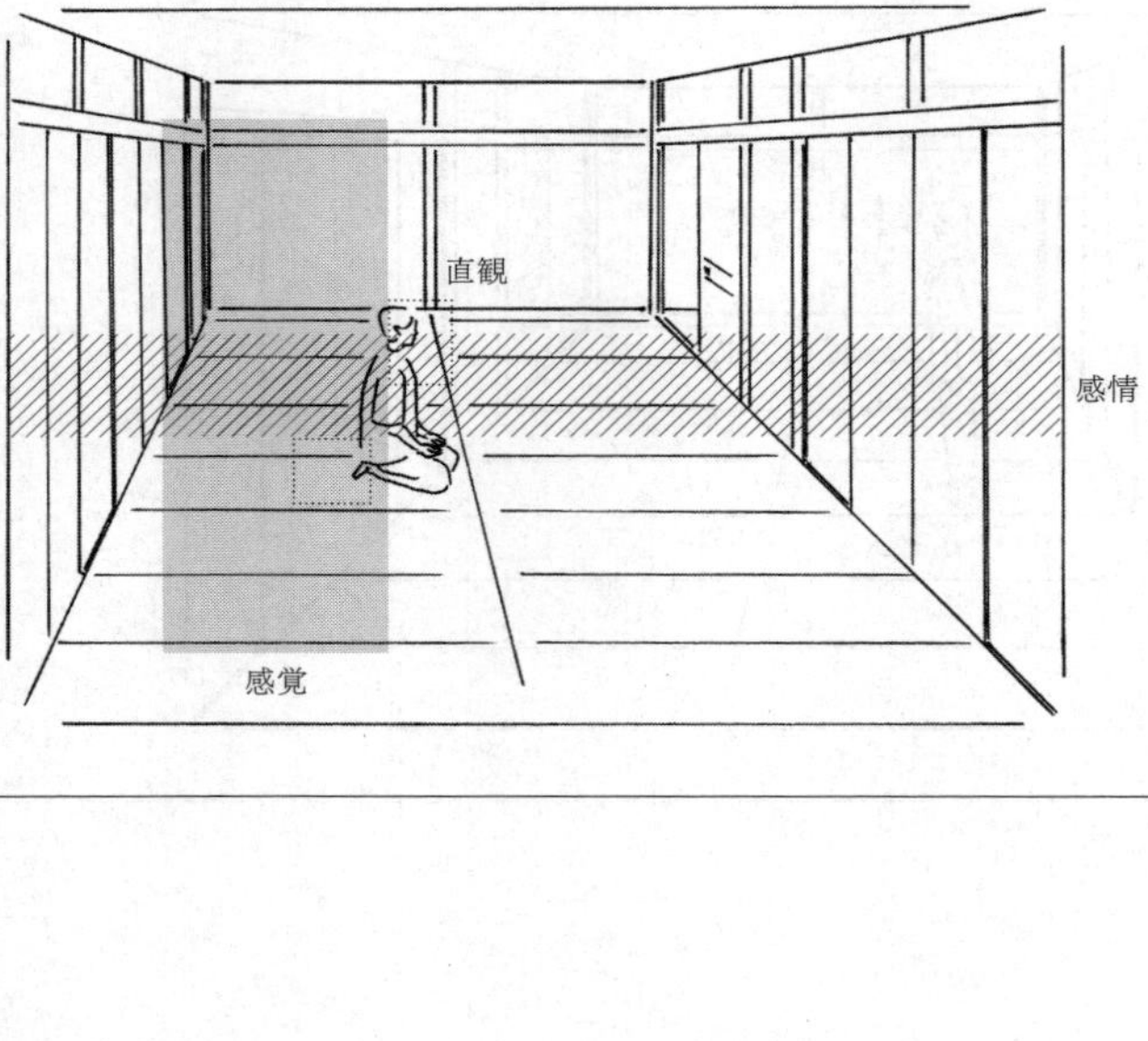

○直観の実践的効果の観察

・言語化による質的変換。

・気の性質の維持。

・思考運動への刺激。

●図録　二

㈠　**調律点と季節性**

頚椎、胸椎、腰椎の連動箇所への問いかけ。
手足各五指、調律点、一側への問いかけ。
答えに、季節性を観察すること。
及び、問いを与えること。

㈡　**昨日、今日、明日の方向**

上下左右前後捻転の角度と指導方向。
整体操法の昨日、今日、明日。
おこない手、受け手の手順と手立て。

㈢　**関係性と気の方向**

人間の空間認識を確認する。
環境の空間認識を確認する。
気の方向の反射を確認する。
結果の関係性を確認する。

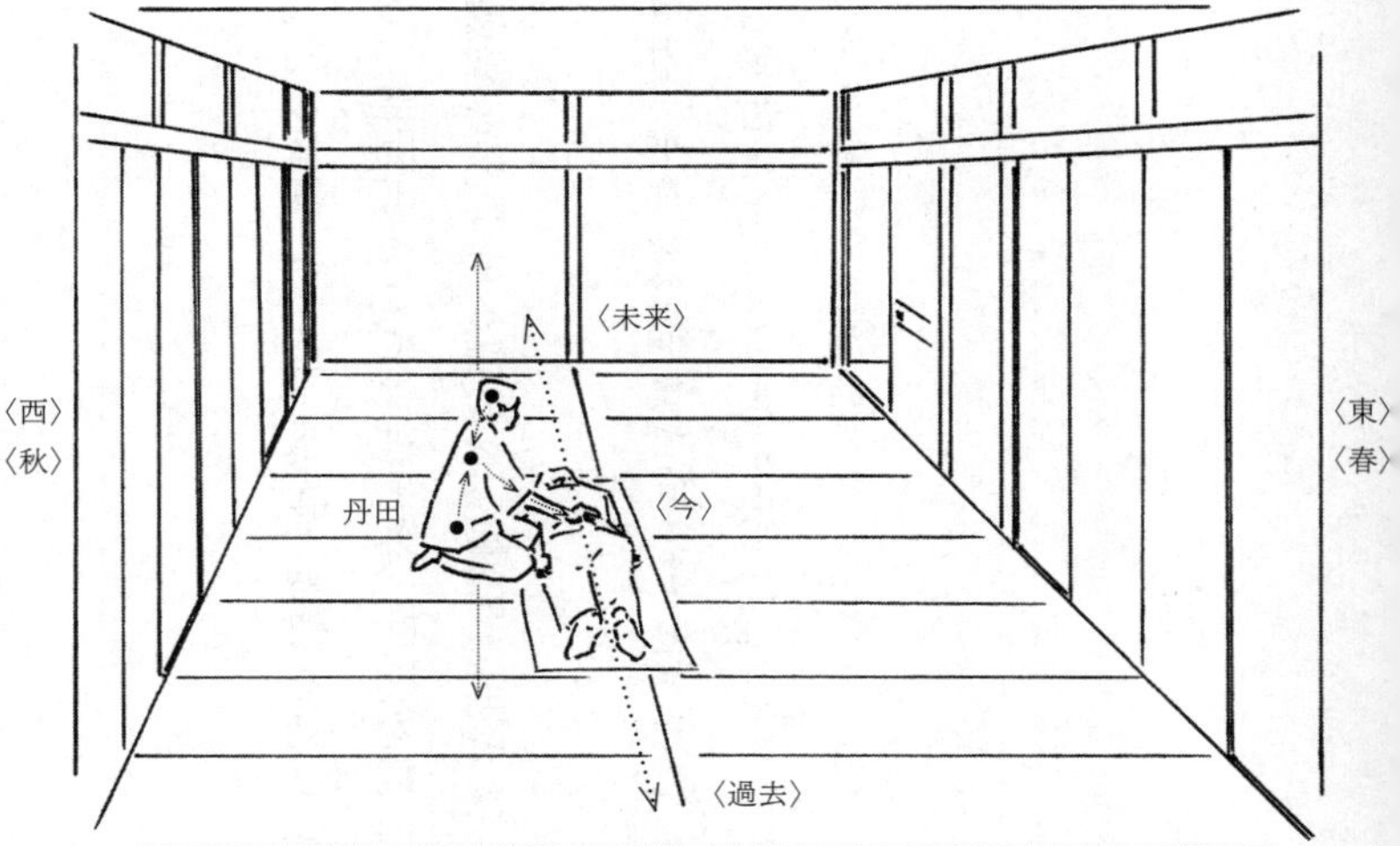

あとがき

美と藝術性の帰結は永遠である。道理は人間の習慣である。永遠と習慣を結びつけているものは何か――。そこに空間が存在する。空間もここでは裡《うち》と外、時間を糊口に変化する空間認識のことである。空間認識は感覚を統合する領域で、気の運動では、冲《ちゅう》を現す。日本の言葉では「うつろい」である。

わずかながらも進めてきた、直観までの行方。平凡を普通まで向かわせるには、大きな大きな経過であった。今回の伝言は、気の稽古によるところが大きい。あらためて、六年間、これまでご参加くださった方々に感謝をお伝えしたい。ありがとうございました。

索引

あ

か

さ